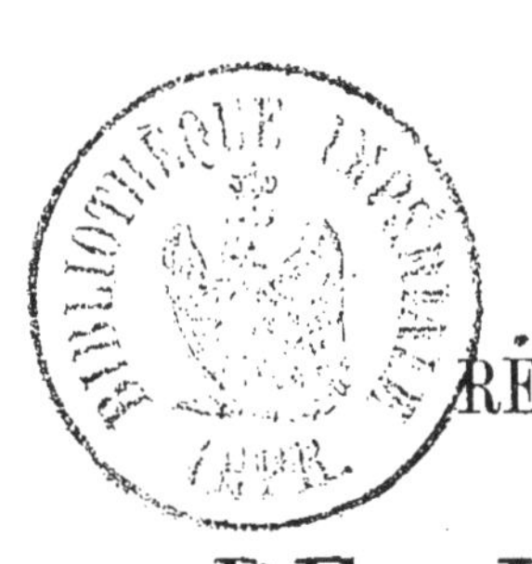

RÉTRÉCISSEMENTS DE L'URÈTHRE

DE LA GUÉRISON DURABLE

DES

RÉTRÉCISSEMENTS DE L'URÈTHRE

PAR LA

GALVANOCAUSTIQUE CHIMIQUE

PAR

F. MALLEZ & A. TRIPIER

PARIS
LIBRAIRIE MAYER-ODIN
24, Place Dauphine

1867.

I

LA MÉTHODE

GALVANOCAUSTIQUE CHIMIQUE

PHYSIQUE. — CHIRURGIE

Avant qu'on ait songé à tirer parti du courant de la pile pour porter au rouge un cautère filiforme, un grand nombre de tentatives chirurgicales, sinon absolument empiriques, du moins sans but nettement défini, avaient donné des résultats en rapport avec l'action exercée sur les tissus par le pouvoir analytique du courant continu. Mais les conditions opératoires étaient si mal déterminées et l'interprétation des résultats si peu satisfaisante, que toujours on a abandonné dès le début les essais entrepris (1).

(1) Parmi ces tentatives confuses, celles de G. Crusell, de Saint-Pétersbourg, méritent une mention spéciale, en raison de la persévérance avec laquelle leur auteur les poursuivit avant d'y renoncer. De 1841 à 1848, G. Crusell adressa aux académies des sciences de Saint-Pétersbourg et de Paris plusieurs mémoires et paquets cachetés sur le traitement *électrolytique* de certains engorgements et tumeurs. La plupart de ces documents n'ont jamais vu le jour, et une sorte d'enquête est nécessaire pour rechercher ce qu'est devenue cette méthode entre les mains du premier qui s'en soit occupé avec suite. En 1841, le traitement électrolytique ne tendait qu'à utiliser l'action dissolvante du pôle négatif pour résoudre, sans production d'eschares, certains engorgements, comme ceux qui amènent le rétrécissement de l'urèthre ou le rétrécissement de la trompe d'Eustache. En 1848, une observation de fongus hématode traité par l'électrolyse fut adressée à l'Académie des sciences et renvoyée à l'examen de Lallemand.

C'est à M. Ciniselli, de Crémone, que revient le mérite d'avoir fait de la *galvanocaustique chimique* une méthode bien définie, d'en avoir saisi le mécanisme et la portée, et d'en avoir réglé les procédés de manière à ne laisser aucune hésitation sur la nature et l'étendue des services qu'elle peut rendre (2).

Lorsqu'un corps imparfaitement conducteur, se trouvant d'ailleurs dans des conditions de cohésion qui facilitent sa décomposition, se trouve placé dans le circuit d'une pile de tension suffisante, ce corps est décomposé; l'acide se porte à l'extrémité libre de l'électrode positif, l'alcali à l'extrémité libre de l'électrode négatif. Lorsqu'ils ne peuvent attaquer les électrodes et que le corps interposé est de la matière organique, les acides et les alcalis naissants agissent sur les tissus à la manière des caustiques potentiels, déterminant l'apparition d'une eschare exactement limitée au niveau des

Dans un autre travail, se trouvent enfin indiquées plusieurs applications de la méthode au traitement du cancer, d'ulcères de toute sorte, des fistules, à l'extirpation des tumeurs.

On serait tenté, sur les titres de ces travaux, d'attribuer à Crusell la découverte de la méthode de cautérisation fondée sur les propriétés analytiques du courant. En 1848, cependant, après plusieurs années d'études sur ce sujet, il en était encore à envoyer aux académies des plis cachetés; l'Académie des sciences de Paris en reçut trois, à cette époque. Enfin, Crusell ne tarda pas à renoncer à cette méthode, qu'il abandonna pour s'occuper de la *galvanocaustique thermique*. Il est évident que Crusell n'a jamais entrevu que confusément les ressources de l'électrolyse, et que, s'il a eu quelque idée des applications chirurgicales que pouvait comporter cet ordre de phénomènes, il n'a eu des conditions physiques de sa production qu'une notion extrêmement vague.

Ce qui vient d'être dit des tentatives de Crusell est applicable à plus forte raison aux tentatives des auteurs qui, se livrant à la pratique de la galvanopuncture, n'ont pu éviter de produire des eschares. Ils se sont crus autorisés par là à revendiquer la paternité de la méthode le jour où on leur a fait comprendre le parti qu'ils auraient pu tirer d'un fait qui s'était toujours présenté pour eux avec le caractère d'un accident, fait dont les mieux avisés avaient simplement pris leur parti.

(2) Lettre adressée à la Société de chirurgie de Paris (septembre 1860), et *Dell'azione chimica dell'elettrico sopra i tessuti organici viventi e delle sue applicazioni alla terapeutica*; Cremona, 1852.

points de contact des électrodes. Ce phénomène, tout physique, de décomposition, se produit également bien sur les corps vivants et sur les corps bruts. On a donc là un moyen d'effectuer, sans intervention de la chaleur, des cautérisations semblables à celles déterminées par l'action des acides ou des alcalis, cautérisations dont l'activité se règle facilement en dotant le courant dont on fait usage des qualités voulues de quantité et de tension.

Après avoir expérimenté comparativement sur le cadavre et sur l'individu vivant des électrodes plats ou en forme d'aiguilles de métaux variés, M. Ciniselli résume ainsi l'ensemble des conditions dont le concours est favorable à la cautérisation galvano chimique : « Appareil électromoteur donnant un courant de forte tension et d'une intensité aussi faible que possible, c'est-à-dire pile formée d'un grand nombre d'éléments à petite surface. — Electrodes faits d'un métal ou de deux métaux qui ne soient pas attaqués par les produits de l'électrolyse. Les électrodes, à surface nette et polie, doivent être mis en contact immédiat avec les tissus et agir sur deux points distincts. — Enfin, les tissus soumis à l'action du courant doivent être suffisamment humides pour être dans une condition favorable à la production des effets chimiques. »

M. Ciniselli indique qu'il est avantageux d'avoir un courant de peu d'intensité. Cet avantage tient à ce que la douleur produite par la cautérisation est d'autant plus vive que celle-ci est plus rapide. L'électromoteur produira donc l'effet voulu d'autant plus lentement, mais aussi avec d'autant moins de douleur, que la surface et le pouvoir électromoteur des couples employés seront plus faibles.

M. L. Ciniselli a donc indiqué assez nettement les conditions physiques de la méthode galvanocaustique chimique pour en préciser le caractère et éviter tout embarras à ceux qui seraient tentés d'en faire usage ; mais il n'en a pas d'abord saisi toute la valeur chirurgicale. L'appréciation de celle-ci doit reposer sur des considérations d'un autre ordre que nous reproduisons d'après un travail publié précédemment par l'un de nous (1).

« Durant mon externat à l'hôpital des Enfants, où certaines manifestations scrofuleuses étaient traitées par des applications de caustiques sous toutes les formes, j'avais été frappé des différences que présentaient les cicatrices suivant leur provenance. Les unes étaient molles et déprimées ou plates; les autres, dures et souvent saillantes. Les caractères fournis par l'aspect extérieur se retrouvaient à l'amphithéâtre quand on les divisait avec le scalpel. En tenant compte du siége, de la forme, etc., de ces cicatrices, il me fut aisé de reconnaître que les premières provenaient d'applications alcalines, les autres d'applications acides ou du cautère actuel. L'ancienne distinction des caustiques en coagulants et fluidifiants me parut dès lors devoir se fonder non plus seulement sur les caractères fournis par les eschares, mais encore sur les modifications durables qui, après leur application, surviennent dans les tissus cicatriciels.

« J'essayai alors d'étudier expérimentalement l'influence qu'exerce sur la cicatrice l'origine chimique de la plaie; mais, trop soucieux d'avoir des résultats exactement comparables entre eux, j'accumulai les cautérisations sur deux lapins qui succombèrent au bout, l'un de deux, l'autre de trois jours. Néanmoins, je me crus autorisé par mes observations antérieures à conclure que les caustiques chimiques donnent deux espèces principales de cicatrices; que les caustiques alcalins donnent des cicatrices molles et peu ou pas rétractiles; que les caustiques acides donnent des cicatrices fermes et fortement rétractiles; que le pôle négatif des piles donne des cicatrices comparables à celles des caustiques al-

(1) A. Tripier. La Galvanocaustique chimique (*Archives générales de médecine*. Janvier 1866).

calins (conclusion que les travaux de M. Ciniselli font découler de la précédente); enfin, que le fer rouge donne des cicatrices comparables à celles des acides (1).

« On peut reprocher à ces conclusions de ne pas tenir suffisamment compte du concours forcé d'un certain nombre de conditions étrangères; néanmoins, je crois pouvoir affirmer qu'elles sont exactes d'une manière générale. Indépendamment des observations sur lesquelles s'est fondée mon opinion et de celles qui la confirment tous les jours, deux accidents m'ont rendu le sujet d'une expérience qui vient à l'appui de ma manière de voir.

« Je restai dès lors préoccupé des perfectionnements que comportait la cautérisation alcaline, et spécialement des succès qu'on devait attendre de la méthode de Whately, appliquée à la destruction des rétrécissements uréthraux, lorsque les procédés de cautérisation alcaline seraient perfectionnés (2). Avant la découverte de la galvanocaustique chimique, j'avais même fait faire une sonde à piston destinée à pousser dans les rétrécissements un savon avec excès d'alcali; l'instrument fonctionna mal; les sujets manquaient; la tentative n'eut pas de suite. La galvanocaustique chimique a permis de revenir à cette opération dans de bonnes conditions.

« On voit que mes préoccupations ont porté, non sur les *eschares*, mais sur les *cicatrices*; c'est à ce point de vue que j'ai envisagé la méthode, et je crois qu'il offrait un intérêt sérieux. S'attachant à provoquer un fait prévu, M. Ciniselli est arrivé, par une série d'épreuves logiquement conduites, à préciser les conditions expérimentales d'un phénomène dont il avait tout d'abord compris le mécanisme : il a créé la méthode. Ne m'attachant qu'aux conséquences pratiques d'un fait empiriquement observé, et rattachant ces consé-

(1) *Ami des sciences*, 1862, nº 20.
(2) La Galvanocaustique chimique (*Annales de l'électrothérapie*. Janvier 1863).

quences à des préoccupations exclusivement chirurgicales, je crois avoir précisé les indications thérapeutiques de cette méthode.

« Partant des vues qui avaient présidé à l'institution de mes premiers essais, j'arrivai à conclure à l'abandon de la galvanocaustique chimique positive en tant que procédé de cautérisation, proposant de la conserver seulement dans le traitement des tumeurs vasculaires, moins en vue de produire une eschare que dans le but d'obtenir un coagulum albumineux, comme dans le traitement des anévrismes. Quant à la galvanocaustique chimique négative, je la conservais pour les cas où la déliquescence ou le défaut de consistance des caustiques alcalins leur faisait préférer les caustiques acides, le fer rouge ou la galvanocaustique thermique. Ces cas sont ceux dans lesquels il importe d'obtenir des cicatrices molles et peu rétractiles dans des parties difficilement accessibles ou sur lesquelles on ne peut agir sans s'exposer plus ou moins à léser les parties voisines. »

En résumé :

L'application d'un courant continu à un corps vivant, au moyen d'électrodes inaltérables, détermine la formation d'une eschare au niveau du point d'application de chacun des électrodes.

La production des eschares par l'électrolyse se faisant à froid, et l'action analytique étant exactement limitée aux points de contact des électrodes, toutes les régions accessibles à une sonde ou à un stylet peuvent être aisément cautérisées sans crainte de léser les parties voisines.

L'eschare positive est comparable à celles produites par les acides et le feu ; l'eschare négative, à celles produites par les alcalis.

Aux différences que présentent les eschares des deux pôles correspondent des caractères différents dans les cicatrices qui succèdent à la chute de ces eschares. Les cicatrices positives étant dures et rétractiles, les cicatrices négatives sont molles, minces, et pas ou peu rétractiles.

L'importance de la galvanocaustique négative tient surtout à la facilité qu'elle donne de pratiquer des cautérisations alcalines dans des conditions où celles-ci étaient entièrement impraticables.

Plus la force électromotrice de la pile sera considérable, plus la cautérisation sera rapide, mais plus aussi elle sera douloureuse. Une foule de circonstances dont le chirurgien reste juge conduiront à faire varier la force électromotrice de l'appareil suivant les indications et contre-indications fournies par l'utilité d'aller vite, la nécessité de ménager la sensibilité de certaines parties, la crainte de dépasser le but et de léser les parties voisines.

Il importe que les électrodes ne soient pas attaqués par les acides ou les alcalis naissants; aussi les fait-on en métaux inoxydables ou peu oxydables. Ceux-ci, cependant, étant moins facilement attaqués par les alcalis que par les acides, la cautérisation négative peut fort bien s'effectuer avec des pièces de cuivre.

La question des électrodes de charbon est encore à étudier. Leur application est plus douloureuse. Cet inconvénient serait-il compensé par quelque avantage marqué?

L'un des électrodes étant employé à cautériser, l'autre ne sert ordinairement qu'à fermer le circuit. Pour éviter une cautérisation inutile au niveau de ce dernier, on le fera aboutir à une compresse mouillée ou à un disque d'agaric humide recouvrant la région sur laquelle on l'applique.

II

APPLICATION DE LA GALVANOCAUSTIQUE CHIMIQUE

A LA CURE DES

RÉTRÉCISSEMENTS URÉTHRAUX

On a pu voir, dans les pages qui précèdent, que l'idée d'attaquer les rétrécissements de l'urèthre par la cautérisation électrolytique est née de la convergence de deux ordres de recherches bien distincts ; que cette pratique était subordonnée à la découverte de la méthode générale de cautérisation dont nous espérons avoir exposé clairement le mécanisme; que son application à l'opération qui fait l'objet de ce mémoire tirait sa raison d'être de l'examen comparatif des cicatrices chimiques acides et alcalines; enfin, que chacun de ces éléments de la question comportait des conclusions particulières assez précises pour que l'opération fût parfaitement justifiée, et les résultats faciles à prévoir.

Parmi les essais de traitement des rétrécissements de l'urèthre antérieurs à notre opération, il en est qui répondaient à des solutions partielles du procédé que nous venons d'exposer dans son ensemble. Nous rappellerons brièvement l'histoire de ces tentatives.

Au commencement de ce siècle, Whately attaquait les rétrécissements uréthraux au moyen d'un petit fragment de potassse enchâssé dans l'extrémité d'une bougie de cire. Bien que ce procédé eût souvent permis de rendre immédiatement à l'urèthre un calibre suffisant pour que la miction s'effectuât sans qu'il fût besoin de recourir à l'emploi des sondes, on l'abandonna promptement en Angleterre en raison des dangers que présentait l'usage d'un caustique dont l'action ne pouvait être limitée aux parties à détruire.

Lorsque les inconvénients et l'inutilité de la cautérisation par le nitrate d'argent, si longtemps en faveur en France, eurent été bien constatés, M. Leroy d'Etiolles revint au procédé de Whately; il en perfectionna assez l'appareil instrumental pour atténuer considérablement les effets de la fusion du caustique, et obtint des résultats cliniques très satisfaisants. Mais ces résultats, se produisant au moment ou l'uréthrotomie était devenue à la mode, passèrent inaperçus. On voit même, en lisant le mémoire où ils sont rapportés (1), que l'auteur n'en sentit pas toute l'importance, puisque, quelques pages plus loin, il s'occupe du cautère galvano-thermique, instrument dangereux et manifestement inférieur au nitrate d'argent dont il a tous les inconvénients indépendamment de ceux qui lui sont propres.

Quant à l'idée d'agir sur l'urèthre au moyen du galvanisme, elle était déjà venue à Crusell, puis à M. Wertheimber, et il est probable qu'elle les eût conduit à détruire les rétrécissements si la méthode eût été définie. Ils prétendaient seulement utiliser l'action *résolutive* de l'électrode négatif pour dissoudre les engorgements peri-uréthraux auxquels ils attribuaient un rôle considérable dans la production des rétrécissements. Les piles employées dans ces essais étaient insuffisantes pour opérer une perte de substance.

(1) De la cautérisation d'avant en arrière, de l'électricité et du cautère électrique dans le traitement des rétrécissements de l'urèthre. Paris 1852.

M. Leroy d'Etiolles a fait connaître, dans le mémoire cité plus haut, les tentatives infructueuses de M. Wertheimber.

On a vu tout à l'heure quelles raisons nous avions de choisir les alcalis pour opérer la destruction par cautérisation des rétrécissements uréthraux, et comment, pour faire cette opération avec sécurité, nous avons préféré à la potasse ou au caustique de Vienne les alcalis naissants fournis par les tissus au niveau de l'électrode négatif d'une pile convenablement établie.

Pour n'avoir pas à y revenir à l'occasion de chaque observation, nous indiquerons tout d'abord quel a été l'appareil instrumental employé, et comment se pratique l'opération.

Les explorations préliminaires et les vérifications des résultats obtenus ont été faites avec des bougies coniques olivaires. Les indications de calibre se rapportent à la filière Charrière dont le numéro 1 représente une bougie de 1/3 de millimètre de diamètre, chaque accroissement d'une unité dans le numéro de série répondant à un accroissement de 1/3 de millimètre dans le diamètre de la bougie.

La pile employée dans nos premières opérations comprenait 12 petits couples au bisulfate de mercure associés en tension. Celles des observations rapportées plus loin où il n'est pas fait mention de l'électromoteur ont été pratiquées avec une pile de 18 couples de dimension moyenne, au proto-sulfate de mercure. Une pile de 15 à 18 couples de Daniell conviendrait également. Nous n'avons pas encore employé la pile envoyée par M. Ciniselli à l'Exposition universelle de Paris : son petit volume et la facilité avec laquelle on peut la transporter la rendent très commode pour les opérations à faire en ville.

L'électrode uréthral consiste en un mandrin dont l'extrémité ferme, comme un embout, l'ouverture d'une sonde de gomme destinée à protéger les parties sur lesquelles ne doit pas porter la cautérisation. Nous avions adopté d'abord un mandrin mince de maillechort à renflement terminal olivaire; puis, nous avons remplacé l'olive par un cylindre de 2 à 3 centimètres de long, afin de pouvoir agir latéralement sur une plus grande étendue; aujourd'hui, conservant cette extrémité cylindrique, nous avons remplacé la tige rigide par une plus souple, faite de fils métalliques tordus (1). Indépendamment de la plus grande solidité qu'offre ici la soudure, cette dernière disposition donne, en raison de la flexibilité du mandrin, plus de sécurité quand on opère dans la partie courbe de l'urèthre.

Le chirurgien se tenant à la droite du malade, on fixe l'excitateur positif sur la partie interne de la cuisse gauche; il consiste en un large bouton de charbon séparé de la surface cutanée par deux ou trois disques d'agaric mouillé. Une bande de caoutchouc maintient ce contact d'une manière égale; on n'a plus à s'en occuper.

(1) On pourrait être tenté de faire le cathétérisme sur conducteur; nous l'avons essayé et nous y avons renoncé.

Le courant attaquant la matière brute aussi bien que la matière vivante, un conducteur flexible non métallique prolongeant le mandrin ne manquerait pas d'en être séparé après un petit nombre d'opérations. La baleine résiste mieux, et nous l'avons employée, faisant glisser suivant l'axe d'un mandrin creux dans toute sa longueur, un fil de baleine de un demi-millimètre environ de diamètre. Opérant avec notre pile de 18 couples au proto-sulfate de mercure, le fil de baleine, saillant entre deux tranches de viande de boucherie, n'était coupé qu'au bout de deux heures et demie à trois heures; il résistait donc assez pour des opérations de un quart d'heure au plus de durée, opérations à pratiquer, il est vrai, dans des tissus plus riches en liquides et où la cautérisation devrait marcher plus vite. Ici, toutefois, se présente une autre difficulté : on ne peut empêcher les liquides uréthraux de pénétrer dans la cavité du mandrin, entre celui-ci et la tige de baleine; ces liquides sont alors décomposés par le courant, au préjudice de l'action électrolytique à exercer sur les tissus; on perd ainsi la notion du travail effectué, ne sachant dans quelle proportion sont attaqués les tissus pendant une opération dont il faudrait d'ailleurs toujours augmenter la durée.

Tout étant disposé pour l'opération, le bouton de charbon étant fixé sur la cuisse, et l'excitateur uréthral recouvert de la sonde protectrice étant amené contre la face antérieure du rétrécissement, on ferme le circuit sur l'excitateur positif. Bientôt survient une sensation de cuisson, qui, faible dès le début, diminue encore à mesure de la formation de l'eschare. On pousse alors légèrement le mandrin, cautérisant ainsi à la fois d'avant en arrière et latéralement. En poussant de temps en temps la sonde sur le mandrin, de façon à n'en laisser saillir qu'une faible partie, on limite à volonté la durée et par suite la profondeur de la cautérisation latérale, celle d'avant en arrière continuant sans interruption. Enfin, quand l'obstacle est détruit, la sonde passe sans difficulté par dessus le renflement terminal du mandrin.

Aucune de nos opérations n'a été faite au domicile du malade. Après la séance, et après vérification de l'agrandissement du calibre de l'urèthre, les malades s'en allaient à pied prendre un bain, quand ils avaient été opérés le matin. Cette précaution n'a pas été prise avec les malades, plus nombreux, qui ont été opérés le soir; et rien ne donne à supposer qu'ils s'en soient plus mal trouvés.

Il en est qui ont pu, immédiatement après l'opération, reprendre des occupations pénibles, ainsi qu'on le verra en parcourant les observations. L'un d'eux, toutefois (OBS. III), a succombé au bout d'une semaine à une fièvre uréthrale; pareil accident avait déjà failli lui arriver à la suite d'une séance d'uréthrotomie. Le procédé employé ne saurait être rendu responsable de ce résultat funeste qu'on a vu survenir après le simple cathétérisme, chez des sujets se trouvant d'ailleurs dans de mauvaises conditions générales encore mal définies, ou chez lesquels l'affection des voies urinaires était compliquée d'une maladie des reins. Chez ce malade même, comme chez les autres, les suites immédiates de l'opération avaient été tout à fait satisfaisantes.

Avec l'opération se termine le traitement ; aucune manœuvre ultérieure ne doit le compléter. Le cathétérisme, que nous avons toujours pratiqué immédiatement après les séances de galvanocaustique, et que nous avons ensuite répété de loin en loin, n'avait d'autre but que de faire constater les résultats obtenus et leur persistance.

Nous avons vu ainsi que l'élargissement de l'urèthre n'était ordinairement pas, aussitôt après l'opération, ce qu'il devait se montrer huit ou quinze jours plus tard : au lieu de diminuer, le calibre de l'urèthre augmente pendant quelque temps. Ce phénomène nous paraît devoir être rattaché à la résolution des engorgements péri-uréthraux situés dans la sphère d'action de l'électrode négatif.

On trouvera sans doute bien concises les observations que nous publions plus bas. Bien que le luxe des détails pathologiques nous paraisse inutile à la preuve de faits thérapeutiques aussi nombreux et aussi nets que ceux sur lesquels nous appelons ici l'attention, nous y regrettons çà et là quelques lacunes.

Il ne pouvait toutefois en être autrement dans la transcription de notes prises à la hâte, pendant l'opération, et dans le mouvement d'une clinique où nous devions examiner un assez grand nombre de malades sans soumettre à des épreuves inutiles la patience des médecins et des élèves venus pour voir les opérations. Nous espérons cependant n'avoir omis aucune des indications indispensables.

Observation I. (1). — D., 62 ans, sous-chef à l'octroi de Paris.

(1) Publiée dans le *Bulletin général de thérapeutique médicale et chirurgicale*. Mai 1864.

Une blennorrhagie à l'âge de vingt ans. Depuis plus de dix ans, urine difficilement. Après plusieurs années, pendant lesquelles les envies d'uriner sont devenues de plus en plus impérieuses et fréquentes, est survenue une incontinence. Celle-ci persiste depuis dix-huit mois, obligeant le malade à porter un urinal. Enfin, l'état général est devenu assez fâcheux pour mettre M. D. hors d'état de continuer son service ; et son infirmité vient de lui faire perdre son emploi.

2 mai 1864. Explorant l'urèthre avec une bougie conique olivaire en gomme, on est arrêté devant un obstacle siégeant à la fin de la portion spongieuse, à l'union de cette partie avec le bulbe. Le toucher rectal indique une prostate hypertrophiée sans déformation.

On essaye vainement, pendant vingt minutes, de faire pénétrer dans la vessie une bougie n° 3 ; ces tentatives de cathétérisme sont suivies de la sortie de quatre ou cinq gouttes de sang. Dans la crainte de fatiguer le malade, et pour éviter de provoquer des accidents fébriles par de longues manœuvres faites dans un canal non accoutumé au contact des instruments, vu d'ailleurs le manque d'urgence d'ouvrir à l'urine une plus large issue, on remet à quelques jours les nouvelles tentatives à faire pour franchir le rétrécissement, et on prescrit un bain.

Le 6, après trois quarts d'heure de tâtonnements, on fait pénétrer dans la vessie une bougie n° 3 ; elle est laissée en place quelques instants, puis retirée. Un bain.

Le 9 mai, après avoir introduit, puis retiré cette même bougie de 1 millimètre de diamètre, nous procédons à l'opération.

Séance de galvanocaustique de 5 minutes, avec la pile de douze petits couples au bi-sulfate de mercure. Destruction de plus de 1 centimètre de rétrécissement.

Aussitôt après l'opération, les bougies nos 19 et 20 peuvent être facilement introduites sans déterminer l'apparition d'aucune trace de sang. Le malade urine aussitôt à plein jet. Aucune fièvre.

Depuis ce moment, la miction a toujours été très facile. D'autre part, l'incontinence a si bien cessé que, le 13, M. D. est revenu au dispensaire avec son urinal dans sa poche. Ce jour-là, une bougie n° 20 est introduite sans difficulté.

Le 21, tout continuait à aller parfaitement, et M. D. commençait des démarches en vue de se faire réintégrer dans son emploi.

Nous avons revu ce malade quelques mois plus tard. La guérison de l'affection locale se maintenait, et l'état général était devenu tout à fait satisfaisant.

Observation II. — Q., 40 ans, sergent de ville.

2 blennorrhagies. Miction fréquente, difficile et douloureus

Rétrécissement fibreux à l'union du bulbe et de la porti membraneuse, n'admettant qu'avec peine une bougie n° 3.

Urine très catarrhale.

Pas de traitement antérieur.

2 juin 1864. Séance de galvanocaustique de quatre minutes avec la pile de douze couples au bi-sulfate de mercure fraîchement chargée.

Passage des bougies nos 14 et 16.

8 juin. Seconde séance de galvanocaustique, encore de quatre minutes.

Passage de la bougie n° 21.

Revu quatre fois en quinze jours : même état.

15 juin 1866. La guérison se maintient entière.

Observation III. — D., 43 ans, tailleur.

3 blennorrhagies dont une a duré quatre ans. Difficulté d'uriner de plus en plus marquée. On a eu, à diverses reprises, recours au cathétérisme qui a déterminé des accès de fièvre et conduit à recourir aux sangsues, aux cataplasmes, aux bains, aux divers diurétiques.

Novembre 1863. Constitution délabrée. Jet urinaire petit, intermittent, déformé; la miction exige de violents efforts.

Rétrécissement dur, calleux, à 8 centimètres du méat, arrêtant la bougie no 5. Un quart d'heure de recherches est nécessaire pour trouver l'orifice. Ce n'est qu'après une demi-heure qu'on peut engager une bougie no 3 qui donne à la main la sensation du contact d'une surface cornée. Léger écoulement de sang. Accès de fièvre dans la soirée.

Trois jours après, nouvelle introduction de la bougie n° 3. Accès de fièvre dans la soirée.

Quatre jours plus tard, introduction de la bougie n° 4. Léger accès de fièvre.

3 février 1864. Introduction de la bougie n° 3.

7 février. Uréthrotomie interne avec l'instrument à lame courante. La division de la partie rétrécie exige un effort considérable. Fièvre assez intense pendant quatre jours.

Le malade quitte Paris.

Il revient le 25 juillet, se plaignant d'une diminution très-sensible du volume du jet urinaire. On constate les caractères de dureté et de résistance offerts antérieurement par le rétrécissement.

1er août. Séance de galvanocaustique de quinze minutes.

La bougie n° 17 passe librement. Aucun écoulement de sang. Avant de partir, le malade urine facilement et sans douleur. On l'envoie prendre un bain.

Le soir, fièvre légère. Le lendemain, la fièvre est plus forte. Le malade succombe, le sixième jour, après un quatrième accès pernicieux, malgré l'emploi du sulfate de quinine à haute dose. On avait eu recours aussi à une application de sangsues.

Observation IV. — P., 45 ans, coupeur de viande à la halle.

Bonne constitution. 3 blennorrhagies (copahu, cubèbe, injections astringentes, sangsues).

S'est présenté au dispensaire en décembre 1863. Rétrécissement spongieux à 8 centimètres du méat avec une bride fibreuse en avant du rétrécissement.

Examiné avec l'endoscope : la muqueuse est d'un rouge violacé. Touché trois fois avec la solution de nitrate d'argent au trentième. La coloration de la muqueuse s'atténue et le malade accuse une miction plus facile.

Nous ne revoyons ce malade que dans les premiers jours d'août 1864. A cette date, le rétrécissement n'admet plus que la bougie n° 6, encore est-elle d'une introduction difficile et fortement retenue.

29 août 1864. Séance de galvanocaustique de 5 minutes, avec la pile de douze petits couples au bisulfate de mercure. Aucun écoulement de sang.

On passe immédiatement la bougie n° 19.

Huit jours après, le malade revient; on passe très facilement la bougie n° 20.

Revu en juin 1867 : même état.

OBSERVATION V. — M., 57 ans, militaire retraité.

Une blennorrhagie, il y a 25 ans. Difficulté d'uriner datant de huit ans.

En août 1864, constatation d'un rétrécissement fibreux à 10 centimètres du méat. Ce rétrécissement, de 1 centimètre de longueur, ne laisse passer que très difficilement une bougie n° 6.

5 septembre 1864. Séance de galvanocaustique de 15 minutes avec la pile de douze petits couples au bisulfate de mercure.

On passe immédiatement les bougies nos 15, 16 et 17. Très légère hémorrhagie.

Dilatation consécutive pendant un mois, avec des bougies belladonées. Ce malade est le seul de nos opérés qui ait été soumis à un traitement consécutif. Celui-ci avait pour but de remédier à un peu de névralgie avec contracture de l'urèthre.

Revu le 25 juillet 1865 : les bougies 18 et 20 passaient très facilement.

OBSERVATION VI. — F., 42 ans, brigadier de sergents de ville.

2 blennorrhagies; la première en 1845. Difficulté progressive d'uriner.

En 1851, rétention complète. Le cathétérisme fait constater deux rétrécissements et une bride. On parvient à pénétrer dans la vessie après trois quarts d'heure de tentatives. La dilatation, pratiquée pendant trois mois, est poussée jusqu'à l'introduction de la bougie n° 17.

F. ne s'est plus sondé qu'à de rares intervalles.

En novembre 1864, il se présente avec deux rétrécissements siégeant à 8 et à 9 centimètres du méat, et ne laissant passer que la bougie n° 7.

Dans les premiers jours de décembre, séance de galvanocaustique de 12 minutes avec la pile de 12 petits couples au bisulfate de mercure.

Immédiatement après, la bougie n° 20 passe facilement.

Depuis deux ans et demi, F. vient se soumettre tous les six mois à notre examen ; il admet aujourd'hui sans difficulté la bougie no 22.

Observation VII. — P., 46 ans, empl. à la préfecture de police.

Rétrécissement fibreux filiforme à 11 centimètres du méat, n'admettant que la bougie no 2. Envies fréquentes d'uriner ; l'évacuation ne peut se faire que goutte à goutte, le malade étant accroupi. Urine très purulente.

A pris des diurétiques, mais n'a subi aucun autre traitement.

Mai 1864. Cubèbe à doses fractionnées contre le catarrhe vésical. Quelques séances de dilatation, pendant un mois, permettent d'arriver à introduire la bougie nº 8 qui est très retenue.

Amélioration de l'état des urines.

8 octobre 1864. Séance de galvanocaustique de six minutes, avec la pile de douze petits couples au bisulfate de mercure.

Pendant l'opération, le malade accuse une vive douleur. Cette particularité est intéressante à signaler : c'est la seule fois que nous l'ayons rencontrée.

Introduction facile de la bougie no 15.

P. a été revu tous les trois mois environ jusqu'à ces derniers jours. Le calibre de l'urèthre se maintient.

Observation VIII. — D., 39 ans, bijoutier.

Deux blennorrhagies. Difficulté d'uriner depuis 8 ans.

8 septembre 1866. Constatation d'un rétrécissement fibreux à 8 centimètres du méat. La bougie no 6 est introduite, mais difficilement. Envies fréquentes d'uriner, urines muqueuses, cystite légère. Vierge de traitement.

27 septembre 1866. La bougie no 8 peut être introduite ; elle est fortement retenue.

Séance de galvanocaustique de sept minutes.

Le bénéfice immédiat de l'opération n'a pas été noté.

Le 22 novembre, la bougie no 22 passe librement.

Observation IX. — R., 40 ans, plombier.

Urinait déjà médiocrement, lorsque, en 1860, montant un cheval sans selle, il se fit une contusion du périnée : écoulement immédiat de sang par l'urèthre, puis abcès du périnée, fistule urinaire et rétrécissement.

En 1861, uréthrotomie interne.

Vers la fin de 1862, infiltration urinaire de tout le périnée.

1863 et 1864. Fistules urinaires persistantes. On propose au malade l'uréthrotomie externe qu'il refuse.

Février 1866. A partir de 7 centimètres en arrière du méat, l'urèthre a, dans une étendue de 4 centimètres, subi une transformation fibreuse. La bougie nº 4 franchit très difficilement le rétrécissement. On doit, pour y arriver, éviter successivement de nombreux obstacles latéraux.

25 octobre 1866. Séance de galvanocaustique de dix minutes.

Passage facile de la bougie nº 12; l'urèthre est plus régulièrement calibré.

22 novembre. A gauche du raphé périnéal se montre une petite tumeur du volume d'une noisette, tumeur que nous prenons d'abord pour un abcès. Le malade continue cependant à uriner plus facilement.

6 décembre. Seconde séance de galvanocaustique, de huit minutes.

La bougie nº 17 passe plus facilement, et l'urèthre paraît bien calibré.

La petite tumeur du périnée était un encéphaloïde qui s'est développé rapidement; l'examen microscopique en a été fait ultérieurement par M. Cornil.

Grâce au calibre donné à l'urèthre, le malade a pu, depuis 7 mois, se sonder facilement, quatre fois par jour d'abord, conserver ensuite une sonde à demeure, et éviter les accidents d'infiltration qui se fussent ajoutés à l'affection cancéreuse.

Le cancer a, depuis, détruit toute la partie gauche du périnée et a fini par rencontrer l'urèthre.

Aujourd'hui, juillet 1867, R. est mourant.

Observation X. — V., 52 ans, ébéniste.

2 blennorrhagies. Miction difficile; rétentions momentanées. Traité pendant 2 mois par la dilatation à intervalles éloignés.

Rétrécissement fibreux à 11 centimètres du méat, n'admettant que la bougie nº 4.

18 octobre 1866. Séance de galvanocaustique de 12 minutes. Immédiatement après la séance, la bougie nº 20 passe facilement.

Hémorrhagie légère. Urine trouble pendant quelques jours. Ces petits accidents cessent d'eux-mêmes; ils n'ont d'ailleurs pas empêché le malade de venir à pied du village Levallois au dispensaire, rue Christine.

Revu dix jours après: on a passé les bougies 18, 19 et 20.

Observation XI. — D., sergent de ville.

2 blennorrhagies.

Adressé par le docteur Calvo pour être opéré d'un rétrécissement fibreux très étroit de la région spongieuse.

Après dix jours de dilatation, la bougie nº 6 était encore fortement retenue.

22 octobre 1866. Séance de galvanocaustique de 8 minutes.

La bougie nº 12 n'est plus retenue du tout. Le nº 14 passe facilement, mais est un peu retenu.

La séance n'a pas été prolongée pour éviter de fatiguer le malade qui est de service pour toute la journée.

8 novembre. Nouvelle séance de 6 minutes.

La bougie nº 18 passe facilement; elle est un peu retenue.

Comme plus haut, la séance a été abrégée, parce que le malade est de service, non seulement pour la journée, mais pendant la nuit suivante.

Aucun malaise à signaler durant les jours qui suivent l'opération.

Huit jours après, envies plus fréquentes d'uriner, avec embarras gastrique et fièvre. D. attribue ces accidents à un refroidissement pris dans son service.

Revu un mois après l'opération, il allait très bien.

Rencontré en juillet 1867: va très bien.

Observation XII. — C., 31 ans, tonnelier.

4 blennorrhagies; la première en 1858. Graveleux.

Deux rétrécissements: l'un à 2 centimètres, l'autre à 7 centimètres en arrière du méat.

La bougie nº 9 ne passe pas.

25 octobre 1866. Séance de galvanocaustique de 15 minutes.

Immédiatement après, la bougie n° 17 passe librement. Les deux rétrécissements sont détruits.

8 novembre. Les n°s 19 et 20, successivement essayés, passent facilement et ne sont pas retenus.

22 novembre. La bougie n° 22 passe librement.

Revu en janvier 1867 : même état.

Observation XIII. — C. 37 ans, empl. à l'imprimerie P. Dupont.

2 blennorrhagies remontant, la première à dix, la seconde à un an.

La difficulté d'uriner date de 7 ou 8 ans.

Avril 1866. Rétrécissement bridiforme à 8 centimètres du méat, très sensible à la bougie à boule de 3 millimètres.

25 octobre 1866. Séance de galvanocaustique de 5 minutes.

La bougie n° 10 et la bougie à boule de 5 millimètres passent aisément sans heurter aucun obstacle.

Observation XIV. — C., 48 ans, concierge.

Les antécédents n'ont pas été notés.

Octobre 1866. Rétrécissement de 4 centimètres de long, intéressant toute la dernière partie de la portion spongieuse de l'urèthre. On ne peut faire passer, et encore avec peine, qu'une bougie n° 2 en baleine. Dix séances de dilatation amènent cependant à passer le n° 11 qui est arrêté à 10 centimètres et retenu.

8 novembre. Séance de galvanocaustique de 9 minutes.

La bougie n° 17 passe sans être nettement retenue. Il reste cependant un point où la boule est légèrement serrée.

15 novembre. La bougie n° 20 n'est pas du tout serrée.

Ce malade a été revu en janvier et en avril 1867. La guérison persistait entière.

Observation XV. — C., 40 ans, infirmier militaire à l'hôpital Saint-Martin.

Nous n'avons pas de notes sur ses antécédents.

Traité, il y a deux ans, à l'hôpital de Toulouse, pour des pertes séminales. Urine souvent, mal et avec peine.

Vers le milieu de la portion spongieuse de l'urèthre existe un rétrécissement fibreux dans lequel la bougie n° 5 est retenue.

15 novembre 1866. Séance de galvanocaustique de 6 minutes. La bougie n° 17 n'est pas retenue.

22 novembre. On ne sent plus aucune bride. La bougie n° 18 passe très librement.

Observation XVI. — J. A., 27 ans, officier d'administration espagnol.

Nombreuses blennorrhagies. Miction extrêmement difficile.

Rétrécissement complétement filiforme à 11 centimètres du méat.

Après quatre courtes séances de dilatation, on passe péniblement les bougies n°s 3, puis 5.

15 novembre 1866. Séance de galvanocaustique de 12 minutes. Ecoulement de quelques gouttes de sang. On passe la bougie n° 8, qui est retenue.

Le malade urine mieux.

20 novembre. Seconde séance de 7 minutes. Encore un peu d'hémorrhagie.

La bougie n° 16 passe très facilement et n'est pas retenue.

30 novembre. La bougie n° 19 n'est pas retenue.

Le malade urine très bien et repart pour l'Espagne.

Observation XVII. — M., 45 ans, soldat au régiment des zouaves de la garde.

N'accuse qu'une blennorrhagie, il y a un an.

Cependant il avait, il y a deux ans, été traité pour un rétrécissement à l'hôpital militaire de Versailles. Traité par la dilatation, il était sorti de l'hôpital urinant bien.

Aujourd'hui, la miction ne se fait plus que goutte à goutte, le malade étant accroupi.

Rétrécissement fibreux, multiple, de 2 centimètres de longueur totale, à la partie postérieure de la portion spongieuse de l'urèthre.

Quand le malade nous a été adressé, il devait être opéré par l'uréthrotomie externe qui semblait la seule ressource.

On ne trouve que très difficilement les orifices successifs et excentriques des rétrécissements, et ce n'est qu'après plusieurs cathétérismes pénibles avec la bougie de baleine qu'on arrive à passer une bougie n° 5 qui est extrêmement retenue.

15 novembre 1866. Séance de galvanocaustique de 16 minutes.

On n'a détruit que la portion antérieure du rétrécissement. Opération à reprendre.

22 novembre. Rien de changé quant aux symptômes. M. urine difficilement ; la miction ne s'est effectuée mieux qu'une fois, le jour de l'opération.

Seconde séance de galvanocaustique, de 9 minutes, avec une pile de neuf couples de Bunsen faiblement chargés.

Le résultat immédiat de l'opération n'a pas été noté. Le malade a uriné mieux pendant quelques jours.

6 décembre. Tenesme vésical et dysurie. Bains alcalins.

13 décembre. Une bougie n° 2 est très fortement retenue.

Troisième séance de galvanocaustique, de 19 minutes, avec la pile habituelle.

On n'est pas encore arrivé à l'extrémité du rétrécissement.

Les jours suivants, le malade urine beaucoup mieux.

18 décembre. Quatrième séance de 9 minutes.

Le rétrécissement est franchi.

27 décembre. Cinquième séance, de 10 minutes, qui permet l'introduction d'une bougie n° 14.

M., qui avait son congé de libération, ne reste à Paris que quelques jours. Il urine très librement. Nous avons vivement regretté de ne pouvoir suivre plus longtemps ce cas intéressant.

Observation XVIII. — A., 28 ans, soldat au régiment des zouaves de la garde.

2 blennorrhagies à deux années de distance. Urine mal depuis cinq ans.

Entré il y a trois ans à l'hôpital du Val de Grâce, où il fut traité pour un rétrécissement, par la dilatation. A la suite du cathétérisme, abcès périuréthral qui s'ouvrit dans l'urèthre. Quatre mois après, A. sortit de l'hôpital, urinant toujours difficilement.

A appris à se sonder lui-même, et vide ainsi sa vessie lorsque survient de la rétention.

Rétrécissement fibreux du milieu de la portion spongieuse, à la partie antérieure duquel on sent une bride qui répond vraisemblablement au traumatisme ancien.

La bougie n° 8 passe difficilement et est extrêmement retenue.

22 novembre 1866. Séance de galvanocaustique de 7 minutes, avec une pile de neuf couples moyens de Bunsen faiblement chargés.

Après la séance, la bougie n° 17 passe facilement, mais elle est retenue.

18 décembre. La bougie n° 17 est encore retenue.

Seconde séance de galvanocaustique, de 5 minutes.

La bougie n° 18 n'est plus retenue du tout.

Ayant reçu son congé de libération, A. quitte Paris bien guéri le 26 décembre.

Observation XIX. — P., 38 ans, employé au théâtre des Bouffes-Parisiens.

3 blennorrhagies. Urine difficilement et mal depuis dix ans.

A été uréthrotomisé le 22 janvier 1866 avec l'uréthrotome à lame courante.

En novembre 1866, il offre, à 10 centimètres du méat, un rétrécissement fibreux long de 2 centimètres. L'urèthre forme escalier en avant du rétrécissement. Une bougie n° 10 passe difficilement et est fortement retenue.

23 novembre 1866. Séance de galvanocaustique de 10 minutes.

Une portion seulement du rétrécissement est détruite.

Reprise de l'opération pendant 4 minutes.

Une bougie cylindrique n° 12 passe et est encore un peu retenue.

Immédiatement après l'opération, le malade urine bien et sans douleur; la miction suivante est douloureuse ; mais c'est la seule. Deux jours plus tard, rétention qui cesse après le passage d'une sonde.

14 décembre. La bougie conique olivaire n° 14 est à peine retenue.

Seconde séance de 10 minutes.

La bougie n° 17 passe aisément.

28 décembre. La bougie 17 n'est pas du tout retenue.

Observation XX. — S., 55 ans, courtier d'annonces.

2 blennorrhagies, datant de 15 ans, traitées par les injections d'une solution concentrée de nitrate d'argent.

Rétrécissement siégeant à 9 centimètres du méat, ne laissant passer qu'une bougie n° 7, et s'accompagnant d'atonie avec hypertrophie des parois vésicales. Incontinence consécutive datant de 4 ans.

11 janvier 1867. Séance de galvanocaustique de 12 minutes.

Introduction immédiate de la bougie n° 22, qui n'est pas retenue.

Ce malade n'a pas été revu.

Observation XXI. — M., 39 ans, sergent au 3e régiment de grenadiers.

A commencé à avoir des blennorrhagies en 1847; trois ou quatre fois a pratiqué sur lui-même la rupture de la corde.

Il y a un an, a été uréthrotomisé à l'hôpital Saint-Martin avec l'uréthrotome à lame courante. Cette opération a laissé une douleur persistante dans la fosse naviculaire.

Pendant quelque temps, M. a uriné facilement ; puis, la miction est devenue plus difficile. Deux fois sont survenues des rétentions que le bain a fait cesser.

18 janvier 1867. La bougie n° 7 est fortement retenue.

Ce malade ne pouvant interrompre son service de semaine, nous décidons qu'il sera opéré en plusieurs fois, et cautérisé légèrement chaque fois.

Séance de galvanocaustique de 9 minutes.

La bougie n° 11 est retenue, un peu moins cependant que tout à l'heure le n° 7.

Reprise de la cautérisation pendant 2 minutes 1/2. La bougie n° 16 passe, mais est un peu retenue.

24 janvier. Seconde séance, de 7 minutes.

La bougie n° 20 passe facilement et n'est pas retenue.

1er février. Idem. Tout va bien.

Observation XXII. — G., 40 ans, soldat au 3e régiment de grenadiers.

A pris, à une époque qu'il ne peut exactement déterminer, une blennorrhagie qui, dit-il, a toujours duré. Depuis 7 ou 8 ans, urine souvent et difficilement.

La bougie n° 9 passe, mais est assez fortement retenue.

18 janvier 1867. Séance de galvanocaustique de 7 minutes.

La bougie n° 19 n'est pas retenue.

24 janvier. La bougie n° 21 passe très librement et n'est pas retenue.

Observation XXIII. — B.. 31 ans, tapissier.

3 blennorrhagies dont une cordée.

Urine difficilement depuis plus de 10 ans.

Uréthrotomisé avec succès en 1865, avec l'instrument de Civiale ; il urine encore passablement.

Rétrécissement fibreux à 8 centimètres du méat, laissant passer difficilement la bougie n° 8, qui est très retenue.

18 janvier 1867. Séance de galvanocaustique de 6 minutes.

La bougie n° 16 n'est pas retenue. Le n° 17 l'est un peu.

24 janvier. Dit n'avoir jamais aussi bien uriné.

Revu le 15 juin. Urine parfaitement et se plaint seulement d'un peu de blennorrhée pour laquelle on administre des bols de térébenthine et de copahu. La bougie n° 21 passe facilement.

Observation XXIV. — R., 27 ans, employé au service des messageries du chemin du Nord.

2 blennorrhagies et un chancre induré : la seconde blennorrhagie et le chancre en 1866.

Décembre 1866. Syphilides nombreuses. Rétrécissement fibreux à 9 centimètres du méat ; la bougie n° 9 peut être introduite ; mais elle est très retenue.

Revu le 4 février 1867. Même état.

8 février. Séance de galvanocaustique de 7 minutes.

La bougie n° 19 est facilement introduite.

Le malade revient tous les quinze jours pour sa syphilis. Le calibre de son canal se maintient parfaitement.

Observation XXV. — D., 36 ans, corroyeur.

Une blennorrhagie avec orchite, datant de 15 ans. Grande difficulté d'uriner.

Rétrécissement spongieux, admettant une bougie n° 11.

15 juillet 1866. Uréthrotomie avec l'uréthrotome à olive.

Huit jours après, passage d'une bougie n° 19.

A la fin d'août, le malade se présente de nouveau, accusant les mêmes symptômes qu'avant l'opération.

30 août. Seconde uréthrotomie, sans accidents comme la première. Dilatation consécutive poursuivie pendant deux mois et poussée jusqu'au n° 22.

4 novembre. Le malade se plaint de la même difficulté d'uriner qu'avant le traitement. Une bougie n° 12 est très retenue.

Dilatation mécanique avec l'instrument de Priestley. Légère hémorrhagie.

La dilatation, qui correspondait d'abord au calibre n° 19, va diminuant rapidement.

22 février 1867. Passage difficile de la bougie n° 12. Rétrécissement circulaire à 11 centimètres du méat, qui de spongieux est devenu fibreux.

Séance de galvanocaustique de 5 minutes.

Une bougie n° 18 n'est pas retenue.

Une bougie n° 20 passe facilement, mais est retenue.

1er mars. Même état.

29 mars. La bougie n° 13 est un peu retenue.

Séance de galvanocaustique de 7 minutes.

La bougie n° 19 n'est pas retenue.

4 avril. La bougie n° 20 n'est pas retenue.

3 mai. Même état.

17 mai. D. urine déjà moins bien. La bougie n° 19 passe facilement, mais elle est un peu retenue.

Séance de galvanocaustique de 6 minutes.

La bougie n° 20 passe sans saccade et n'est pas retenue.

Juillet 1867. La miction continue à se faire très bien.

Observation XXVI. — H., 29 ans.

Une blennorrhagie très ancienne qui n'a jamais été guérie. Difficulté d'uriner qui remonte à cinq ans.

Uréthrotomisé il y a trois ans, avec l'instrument de Civiale.

Rétrécissement situé derrière la fosse naviculaire, à 3 centimètres du méat.

29 mars 1867. La bougie n° 12 est fortement retenue.

Séance de galvanocaustique de 6 minutes.

La bougie n° 18 passe librement sans être retenue.

Observation XXVII. — P., 22 ans, garçon de café.

2 blennorrhagies.

Rétrécissement fibreux annulaire à 7 centimètres du méat.

Juin 1866. Introduction difficile d'une bougie n° 6.

Traité pendant quinze jours par la dilatation.

Atteint à deux reprises de rétention d'urine, a dû entrer à l'hôpital Lariboissière où il a subi chaque fois quelques séances de dilatation.

P. se représente au dispensaire le 15 décembre 1866.

La bougie n° 9 passe, mais est retenue.

Nous ne le revoyons plus que le 25 février 1867.

1er mars. La bougie n° 8 est très retenue.

Séance de galvanocaustique de 10 minutes.

Une bougie n° 20 est introduite sans difficulté.

22 mars. Revient pour une blennorrhée. On lui prescrit une injection au sous-nitrate de bismuth.

2 avril. La blennorrhée a disparu. Le calibre de l'urèthre s'est maintenu.

Observation XXVIII. — D., 37 ans, officier d'administration des hôpitaux militaires.

A eu autrefois une blennorrhagie, contractée au Brésil et fort négligée.

Depuis 1851, urine difficilement. A eu, dès le début, plusieurs rétentions d'urine complètes.

Traité plusieurs fois par la dilatation.

Abcès urineux en 1859.

Opéré par Heurteloup en 1860.

Traité par la dilatation, à l'hôpital du Val de Grâce en 1861.

Nouveau traitement par la dilatation en 1864.

29 mars 1867. Rétrécissement fibreux très rétractile, à 11 centimètres du méat. La bougie n° 10 passe difficilement et est très fortement retenue.

Séance de galvanocaustique de 22 minutes.

On essaie seulement la bougie n° 12, qui n'est pas retenue.

13 avril. La bougie n° 21 passe librement. On ne sent plus trace du rétrécissement.

Observation XXIX. — D., 29 ans, sous-officier d'artillerie.

Une blennorrhagie en 1860.

Depuis 3 ans, miction difficile. Le moindre écart de régime ou la nécessité de se retenir amène une rétention complète. Un accès de fièvre à frisson initial survient alors, et le malade urine spontanément après le stade de chaleur.

Rétrécissement fibreux, long de 1 centimètre 1/2, à 8 centimètres du méat. La bougie n° 12 est très fortement retenue.

12 avril 1867. Séance de galvanocaustique de 10 minutes, suivie d'une petite hémorrhagie.

La bougie n° 18 passe facilement, mais est retenue.

3 mai. Tout va bien. On essaie la bougie n° 17 qui n'est plus retenue. La bougie n° 20 ne l'est pas davantage.

Observation XXX. — K., 35 ans, professeur.

2 blennorrhagies ; la dernière, il y a six ans.

Difficulté d'uriner remontant à quatre ans. A plusieurs reprises sont survenues des rétentions qui ont cessé dans le bain.

Novembre 1866. Envies fréquentes d'uriner combattues par le cubèbe à doses fractionnées.

Mars 1867. Rétrécissement fibreux de un demi centimètre de long, à neuf centimètres en arrière du méat. En avant du rétrécissement existe une petite bride.

Le rétrécissement laisse passer la bougie n° 10.

12 avril 1867. Séance de galvanocaustique de 7 minutes.

Introduction des bougies n°s 18 et 20, et de la bougie à boule de 6 millimètres.

Revu un mois après ; même état.

Observation XXXI. — A., 60 ans, compositeur typographe.

Une blennorrhagie qui a duré 6 mois.

Urine difficilement depuis 30 ans.

S'est dilaté de temps en temps, tous les mois, tous les quinze jours.

10 mai 1867. Se présente avec une rétention datant de 10 heures.

Des tentatives nombreuses et prolongées sont nécessaires pour faire pénétrer une sonde conique n° 4, qui est fortement serrée.

17 mai. Séance de galvanocaustique de 15 minutes.

La bougie n° 20 passe facilement, mais est un peu retenue au niveau d'une bride qui n'a pas été touchée par l'électrode, et qu'on détruit par une nouvelle application de 4 minutes.

Le n° 22 passe facilement.

Revu le 24 et le 31 mai : tout allait très bien.

Les observations qu'on vient de lire nous dispensent d'insister sur la rapidité avec laquelle la galvanocaustique chimique, appliquée à la cure des rétrécissements uréthraux, donne les résultats prochains les plus satisfaisants, au prix d'une opération qui n'est pas plus pénible que le simple cathétérisme.

Comme, d'autre part, il n'a pu être établi pour aucun des procédés anciens, que, la dilatation de l'urèthre une fois obtenue, la guérison fût durable, la supériorité du résultat immédiat suffirait à mériter la préférence à l'opération que nous recommandons ici.

Mais là ne se bornent pas ses avantages. Nous avions pu, en effet, annoncer dès le début que les résultats éloignés seraient aussi satisfaisants que les résultats immédiats : la légitimité de nos espérances ressort des considérations exposées dans la première partie de ce mémoire. Aujourd'hui, l'épreuve des faits a confirmé, dans la mesure du possible, l'exactitude de nos prévisions. Si la plupart de nos opérations sont de date trop récente pour être probantes à cet égard, il en est qui datent de trois ans et plus. Le fait de n'avoir pas encore observé de récidive sur plus de trente opérations exécutées avec la retenue, peut-être exagérée, que commandait la nouveauté de la tentative, a d'ailleurs une importance qui n'échappera à aucun chirurgien ayant quelque expérience en matière de rétrécissements uréthraux.

On pourrait nous objecter que rien n'indique que les sujets qui n'ont pas été revus n'aient pas été atteints de récidives; qu'après une opération dont le bénéfice ne persiste pas, le malade, surtout dans le public des dispensaires et des hôpitaux, manque rarement de s'adresser à un chirurgien autre que celui qui l'a traité d'abord.

A cela nous répondrons que le nombre de ceux de nos opérés qui ont été perdus de vue n'est pas considérable, et que nous sommes jusqu'ici à l'abri des désertions. Lorsque, sans traitement préparatoire et sans traitement consécutif, un malade a obtenu la guérison d'une infirmité pénible au prix d'une opération qui n'est pas douloureuse, il doit être, au cas d'une rechute, fort peu disposé à courir les chances et les ennuis d'un traitement par la dilatation ou par l'uréthrotomie. Six de nos malades avaient déjà été uréthrotomisés; un avait subi l'opération d'Heurteloup; si la guérison que nous leur avons procurée ne devait pas se maintenir, nous sommes parfaitement sûrs de les revoir.

La cautérisation galvano-chimique négative de l'urèthre est si peu douloureuse que des sensations fournies par les deux pôles, la plus remarquée a été généralement celle du pôle positif, malgré la précaution prise de séparer l'électrode de charbon de la surface interne de la cuisse par deux ou trois épaisseurs d'agaric mouillé. Une fois, cependant, (OBS. VII), le sujet a accusé une douleur assez vive dont nous avons vainement cherché la raison. L'extrême pusillanimité du malade pourrait bien expliquer les premières plaintes, mais non leur persistance durant six minutes. Il y a là une condition accidentelle à étudier.

L'hémorrhagie a été aussi notée quelquefois. Elle est exceptionnelle et ne s'est montrée que dans les cas où les explorations préliminaires avaient été laborieuses. Deux fois, chez le zouave M. (OBS. XVII) le sang perdu aurait pu remplir un dé à coudre ; chez les autres malades, la perte de sang n'a été que de quelques gouttes.

Nous ferons remarquer, à ce propos, que nos opérations étant pratiquées devant un public de médecins auxquels nous tenions à rendre sensible la portée des résultats obtenus, les explorations préliminaires ont souvent été poussées au-delà des strictes exigences de la pratique.

Il en est de même des explorations consécutives à l'opération. Le libre glissement de la sonde qui recouvre l'électrode négatif renseigne le chirurgien sur l'efficacité de la cautérisation, et la vérification du calibre de l'urèthre pourrait fort bien être ajournée.

Les déformations de la partie profonde de l'urèthre par des hypertrophies prostatiques rendent souvent, surtout chez les vieillards, l'émission des urines difficile, et deviennent même accidentellement cause de rétentions complètes. Lorsque l'obstacle est circonscrit et forme barrière, on peut l'attaquer par la galvanocaustique négative et le détruire.

Dans les cas où une hypertrophie diffuse gène la miction en déformant et déviant l'urèthre, il y a lieu de combattre la lésion prostatique par des moyens plus lents mais non moins sûrs. L'abondance du tissu musculaire dans la prostate permet d'utiliser les contractions provoquées pour opérer la résolution des engorgements de la glande, ainsi que l'a démontré l'un de nous (1).

Observation. — M. F., 44 ans. Occupations sédentaires. Dans les premiers jours de 1859, contracte une blennorrhagie ; après quinze jours de traitement, celle-ci se trouve réduite à un suintement blennorrhéique qui résiste aux moyens précédemment employés. A la fin de juillet, un médecin propose à M. F. de le débarrasser de sa blennorrhée et cautérise la partie profonde de l'urèthre avec l'instrument de Lallemand chargé de nitrate d'ar-

A. Tripier. *Comptes rendus de l'Académie des Sciences*, 1859, — *et Manuel d'Électrothérapie*, p. 567.

gent. Douleur vive pendant deux jours. Six jours après la cautérisation, miction impossible. Bain chaud, puis aloès à l'intérieur sans résultat.

Le 2 août, 12 heures après l'administration de l'aloès, 36 heures après le début de la rétention, je suis appelé. Le cathétérisme, pratiqué avec une sonde d'un fort calibre qui passait très-librement, donne environ un litre et demi d'urine.

En arrivant à la partie prostatique de l'urèthre, le bec de la sonde avait éprouvé une déviation marquée à gauche ; la longueur introduite avant d'entrer dans la vessie était plus considérable que dans l'état normal; retirée de l'urèthre, la sonde avait conservé une double courbure très prononcée. Hypertrophie très probable du lobe droit de la prostate à vérifier lorsque le cours des urines sera rétabli.

Quelques jours après, le toucher fait constater une hypertrophie notable du lobe droit qui, confondu avec la gauche vers le sommet, le déborde de deux centimètres au moins du côté de leur base. Sur un croquis fait immédiatement après le toucher, je note les dimensions suivantes : diamètres transversaux, à droite 33 millimètres; à gauche 22 millimètres; — diamètres longitudinaux : à droite 62 millimètres, à gauche 48 millimètres. La valeur du procédé de mensuration adopté en cette circonstance a été examinée dans l'ouvrage cité.

Du 9 septembre au 3 décembre : 30 séances d'électrisation de la prostate par des courants d'induction. Les séances duraient dix minutes; c'était trop : j'ai reconnu depuis l'avantage d'applications réduites à 3 ou 5 minutes.

Le 3 décembre, toucher et dessin de la prostate sans avoir vu le croquis de l'exploration précédente. Diamètres transversaux : à droite, 25 millimètres; à gauche, 18 millimètres; — diamètres longitudinaux : à droite, 50 millimètres; à gauche, 42 millimètres.

Du 3 décembre au 17 mars, 40 nouvelles séances.

Le 17 mars, après 70 séances, diamètres transversaux, à droite 20 millimètres, à gauche 15 millmètres; diamètres longitudinaux, à droite 41 millimètres, à gauche 39 millimètres. Lors de cette dernière exploration, l'épaisseur du lobe droit se montra surtout réduite; il n'était que très peu saillant et difficile à bien circonscrire, tandis que le lobe gauche, d'abord relativement sain, formait encore un bourrelet très prononcé.

Nous supprimons, pour abréger, les détails de cette observation qui n'ont avec le point examiné ici que des rapports éloignés.

Ce malade, avec lequel nous avons conservé des relations qui nous ont permis de le suivre, n'a jamais éprouvé, depuis 8 ans, la moindre gêne dans la miction.

Il est donc possible d'écarter, lorsque l'hypertrophie prostatique est constatée à temps, les complications en rapport avec un lésion contre laquelle la compression exercée par des cathéters, seul traitement employé jusqu'ici, doit rester et reste impuissante.

Nous nous résumons en concluant :

1° Que l'uréthrotomie interne est une opération qui doit être complètement abandonnée aujourd'hui que des résultats plus satisfaisants et plus durables que ceux qu'elle donnait peuvent s'obtenir avec plus de promptitude et de sécurité.

2° Que les complications liées à l'existence d'une hypertrophie prostatique peuvent et doivent être écartées lorsque cette hypertrophie est constatée à temps et non à l'occasion d'un accident entraînant des indications urgentes.

Aurons-nous réussi, par cet ensemble de moyens thérapeutiques, à substituer des manœuvres efficaces et inoffensives aux manœuvres scabreuses et trop souvent illusoires actuellement en usage dans les plus communes et les plus pénibles des affections chirurgicales de l'urèthre ?

Il faudrait, pour justifier dans tous les cas une pareille prétention, être sûr de pouvoir faire passer la tige galvanocaustique à travers une prostate hypertrophiée ; or, sans prétendre que cette tentative doive constamment être couronnée de succès, nous croyons qu'on ne devra jamais recourir à la ponction de la vessie avant de l'avoir essayée.

Il faudrait encore pouvoir supprimer l'uréthrotomie externe. Ceci sera sans doute plus difficile, quelquefois même impossible. Deux fois, cependant (OBS. IX et XVII), nous avons réussi à substituer une opération de choix à cette opération de nécessité, dans des cas où elle paraissait être la ressource extrême.

En parcourant les observations rapportées plus haut, on trouvera entre VII ET VIII un intervalle de près de deux ans. Cette lacune, qu'on pourrait être tenté d'attribuer à l'hésitation résultant de doutes sur la valeur des premiers résultats obtenus, tient simplement à ce que des voyages nous ont tenus éloignés l'un de l'autre et ont ainsi interrompu notre collaboration.

Paris. — Imprimerie de Kugelmann, 13, rue Grange-Batelière.

www.ingramcontent.com/pod-product-compliance
Ingram Content Group UK Ltd.
Pitfield, Milton Keynes, MK11 3LW, UK
UKHW020416220726
13923UKWH00004B/1991

9 782019 657086